W. FREUDENTHAL
DE NEW-YORK

LA RHINITE ATROPHIQUE

EST-ELLE TOUJOURS AUTOCHTONE?

LA

NÉCESSITÉ D'ÉTABLIR UN DIAGNOSTIC EXACT
POUR ÉTABLIR LE TRAITEMENT

BORDEAUX	**PARIS**
ET FILS, ÉDITEURS	OCTAVE DOIN, ÉDITEUR
cours de l'Intendance	place de l'Odéon, 8

'1903'

LA RHINITE ATROPHIQUE

EST-ELLE TOUJOURS AUTOCHTONE?
LA NÉCESSITÉ D'ÉTABLIR UN DIAGNOSTIC EXACT
POUR ÉTABLIR LE TRAITEMENT[1]

Par le Dr **W. FREUDENTHAL,** M. D. de New-York.
(Traduit par le Dr Kaufmann).

Bien que je reconnaisse le grand honneur qui m'est offert
dans la cordiale invitation qui m'a été faite d'ouvrir la discus-
sion sur l'ozène, malgré le vif plaisir que j'éprouve, en dépit
des mille difficultés qu'il fallait surmonter pour venir de
mon pays dans le vôtre, je ressens, je l'avoue, une certaine
crainte, car mes recherches ont encore besoin des contribu-
tions et de la confirmation de celles d'autres auteurs.

Avant de développer ma théorie devant cette honorable
assemblée, qu'il me soit permis de présenter un court aperçu
de ce qui a été fait à ce sujet. Il y a longtemps déjà que
Sauvages et Tillot ont proposé la théorie de l'étroitesse congé-
nitale des fosses nasales comme cause de l'ozène. L'anosmie
et la mauvaise odeur seraient engendrées par la rétention
d'un grande quantité de secrétion. Gottstein[2] a démontré que
cette sténose invoquée ne pouvait pas créer la punaisie. Dans
certains polypes nasaux, le nez est quelquefois complètement
obturé, et pourtant les sécrétions peuvent être expulsées avec
grand effort, il est vrai, mais sans ozène. Cette affection fut
mise ensuite sur le compte d'une largeur anormale des fosses
nasales. C'est la théorie de Gottstein et P. Heymann[3]. Elle

1. ...munication faite au Congrès international de Madrid en avril
1903.
2. *Berlin. klin. Wochens.*, p. 554, 1878.
3. *Deuts. Medicinalzeitung*, p. 550, 1883.

semble plus plausible que la précédente. Mais les auteurs ont confondu la cause et l'effet. Nous savons tous par expérience, et B. Fränkel l'a démontré depuis longtemps, que l'élargissement seul des fosses nasales ne détermine pas l'ozène. Zaufal prétendait qu'il s'agissait d'une atrophie des cornets moyen et inférieur. Peu d'auteurs aujourd'hui admettent cette théorie, depuis les travaux de Zuckerkandl. Je ne puis qu'en partie souscrire à ces arguments. Car sur plusieurs milliers d'enfants que j'ai examinés, je n'ai jamais rencontré cette anomalie. Et pourtant nous ne pouvons nier l'existence d'une certaine condition. Je dois faire usage de ce mot condition, ou tendance, bien que je ne puisse pas vous dire ce que c'est. Mais il y a certainement dans cette affection quelque chose d'héréditaire comme dans la tuberculose, sans que nous puissions définir clairement ce que c'est.

Rosenfeld cite une famille de 21 membres, dont 15 souffraient d'ozène ou de rhinite atrophique. Il croyait à l'infection ; Cholewa n'est pas de cet avis, accusant plutôt l'hérédité. L'histoire de cette famille, que j'ai soignée dans ma clientèle, ne semble pas donner tort à Cholewa.

Mme S..., descendante d'une vieille famille de Virginie, souffrait d'un ozène épouvantable. Sa mère et sa grand'mère avaient eu la même maladie. Ses cinq enfants avaient été dispersés, dès leur plus jeune âge, aux quatre coins de la terre. L'aînée avait quitté sa famille à douze ans. Jusqu'à seize ans, elle avait eu un catarrhe très léger. Mais depuis lors jusqu'aujourd'hui elle a été atteinte de la punaisie la plus horrible. On n'a pas de renseignements sur le second enfant. Les troisième et quatrième (deux filles) sont mariées, et souffrent d'ozène toutes les deux. Elles sont pourtant séparées de leur mère depuis l'âge de treize et quatorze ans. Le dernier enfant, un jeune homme de vingt et un ans. vint me voir l'année dernière, pour une exostose du côté gauche du nez. Il ne pouvait nullement respirer de ce côté. J'enlevai cet éperon. Et maintenant il a une rhinite atrophique double. Un enfant de la seconde fille, âgé de quatre ans, me fut amené, il y a dix-huit mois, pour des végétations adénoïdes que j'enlevai. Aujourd'hui il a la plus belle rhinite atrophique qu'on puisse voir. Un autre petit-fils de Mme S... souffre d'une rhinite atrophique au début. Voici donc dix membres de la même famille qui ne vivaient pas ensemble. Sur ces 10 membres, 9 sont atteints d'ozène ou de rhinite atrophique, et parmi eux un enfant de cinq ans et demi avec une affection comme j'en ai rarement vu sur des enfants de son âge. Il s'agit donc ici d'hérédité plutôt que d'infection. Mais nous voulons seulement parler de tendance, de disposition à une maladie. Car une partie du corps, ici les fosses nasales, point faible depuis plusieurs générations, sera créée plus faible que dans un organisme complètement sain. D'où sa tendance plus facile aux affections qui sont héréditaires dans certaines familles.

Nous arrivons à la théorie de l'infection et à celle que l'on appelle Herd-theory. Toutes deux sont à prendre en considération. Toutes deux expliquent très simplement les problèmes les plus graves de l'ozène. La dernière nous promet même un traitement pour les ozénateux. Nous devons lui être reconnaissants de pouvoir atteindre enfin un but si longtemps recherché. Malheureusement je ne puis admettre l'une ou l'autre de ces théories. Plus tard, je demanderai la permission d'expliquer ma propre idée, au risque d'irriter, par une nouvelle théorie, les cellules cérébrales si profondément sensibles de mon honorable et sarcastique collègue Grünwald.

Cela est d'autant plus séduisant que les hommes qui, comme Grünwald et Hajek, ont le plus fait pour les maladies des sinus accessoires, prêchent en faveur d'une maladie sinusale. Depuis bien des années et aujourd'hui encore je recherche l'existence d'une maladie des sinus dans le cas d'ozène. Je n'en ai trouvé qu'un cas que je vais résumer :

A. F..., dix ans ; aîné de quatre enfants. Les trois autres sont bien portants. Antécédents de rougeole et de scarlatine. Depuis six mois, ozène. Croûtes caractéristiques dans le nez, surtout à droite. Je les enlevai et me trouve en présence d'un empyème maxillaire droit. Fosses nasales larges, atrophie de la muqueuse, des cornets des deux côtés. Cornet moyen droit hypertrophié. Odeur de punaisie. Sous anesthésie, ouverture de l'antre, évacuation d'une quantité considérable de liquide fétide. Grattage de la cavité et seringage quotidien avec une solution d'acide borique. Diminution de la mauvaise odeur. Huit semaines après, la sécrétion de l'antre est tarie. Je ferme la plaie. Huit jours plus tard, l'enfant revient à ma consultation et présente les mêmes croûtes et la même mauvaise odeur. J'examine les cellules ethmoïdo-fronto-sphénoïdales. Pas de signes évidents d'empyème, pas d'intervention. Depuis un an que l'enfant est venu me voir pour la première fois, l'odorat est meilleur; mais je crois cette amélioration due exclusivement aux bons soins journaliers de la mère. Si nous cessions une semaine le traitement, l'odeur reviendrait. Afin de ne pas m'exposer aux critiques de Grünwald et Hajek, d'avoir fait un examen superficiel, non seulement je fis tous mes efforts pour instituer un traitement complet, mais j'acceptai avec plaisir la proposition de la mère désespérée de la ténacité de la maladie. Elle me demandait une consultation avec d'autres laryngologistes. Les plus sérieux efforts de deux collègues très distingués n'aboutirent à rien. L'ozène persista, et pourtant l'empyème maxillaire était définitivement guéri.

Un cas ne signifie pas grand'chose. J'espère toujours être désillusionné. On peut se demander si seuls les avocats de la théorie sinusienne ont raison, tels Luc, Guy, Bresgen, Robertson, surtout Grünwald et Hajek. Faut-il donc accuser de mauvaise foi Chiari, Krieg, Cholewa, Cordes et tant d'autres? Je ne puis admettre ce raisonnement. Pourtant je tiens à mentionner le cas de Ricard [1]. Ozène associé avec une sinusite frontale. Guérison de la sinusite, qui ne modifia en rien

---

1. *Rev. hebdom. de laryngol.*, n° 38, 1901.

les symptômes de la première affection; Sans doute, ces cas indiquent une certaine connexion des maladies sinusiennes avec l'ozène. Je m'imagine très bien qu'un lavage du nez, par exemple, peut entraîner des sécrétions dans une cavité accessoire, d'où sinusite. La raison pour laquelle cette inflammation est presque toujours purulente et non ozénateuse, est que les sinus sont mal préparés pour les processus de la rhinite fétide.

Si la sinusite était la cause première, la coïncidence des deux affections serait plus fréquente. Supposons qu'une sinusite ait déterminé un ozène datant de dix ans. Pourquoi trouve-t-on alors d'aussi petites lésions, après cet intervalle de temps? Non. Quand il y a coïncidence des deux maladies, l'ozène est la cause. L'empyème est secondaire, ou tout au moins coexistant.

Les constatations *post mortem* démolissent aussi la Herd-theory. Les recherches anciennes de Krause, Hartmann ont été corroborées par celles plus récentes de Wertheim [1]. Ce dernier auteur a trouvé dans les sinus les signes ordinaires de l'inflammation, en particulier l'infiltration profonde des petites cellules rondes et les hémorragies. « On a peine à croire, dit-il, qu'un processus purulent des cavités accessoires, dans des conditions identiques de muqueuse et de localisation, puisse conduire, dans le nez, à des processus totalement opposés, la formation de polypes et, plus tard, l'atrophie. De plus les altérations nasales donnent l'impression d'une affection plus ancienne que les changements constatés dans la muqueuse des sinus. » Wertheim n'a jamais trouvé l'atrophie de la muqueuse sinusienne. De pareils faits, à mon sens, ne doivent pas être négligés.

En outre, je considère comme très important que les malades atteints de sinusites sentent leur mauvaise odeur; les ozénateux jamais. Ce qui prouve que, dans cette dernière

1. Erkrankungen der Nasennebenhöhlen (*Archiv f. Laryngol.*, Band XI, 1901).

★

maladie, le nerf olfactif est détruit. En d'autres termes, dans la sinusite, la membrane muqueuse du nez est affectée secondairement. Elle l'est primitivement dans l'ozène. Je sais qu'on peut apporter des arguments contre cette opinion. Mais je pense avec Jurasz qu'on ne doit pas faire fi de la perception subjective des odeurs.

Je ne puis pas croire que les nombreux cas de rhinite atrophique, avec formation de croûtes, et sans aucune odeur ozénateuse, puissent résulter d'une sinusite. J'ai trop souvent vu ces cas s'améliorer sous l'influence du traitement, et les symptômes disparaître complètement en changeant les conditions hygiéniques. Ce qui n'arrive jamais en cas de sinusite.

En outre, j'admets avec Rethy que la fétidité, dans la sinusite, n'est nullement amoindrie par le tamponnement de Gottstein. Ce qui est le contraire dans l'ozène.

Nous arrivons maintenant à la théorie de l'infection qui explique les faits plus facilement. Bien des auteurs célèbres ont donné leur temps et leur peine au développement de cette théorie. Mentionnons seulement : Lœwenberg, Luc, Massei, Klamann, Thost, Perez, Pelaez, Marono, Struebing et surtout Abel. Lœwenberg eut le mérite d'être le premier. Après lui vint une foule d'autres chercheurs, spécialement Perez[1] et Abel[2]. Ils acceptent tous, pour cause des sécrétions particulières et des croûtes, une bactérie généralement désignée sous le nom de *Bacillus mucosus capsulatus* (Abel). Fricke[3] soutient que ce bacille représente un groupe de bacilles qui peuvent être considérés comme une variété d'un genre, principalement le bacille de Friedlander. Pour expliquer la tendance de cette maladie à affecter les muqueuses avoisinantes, Massei invoque la contagiosité de l'ozène. Il y a

1. FERNAND PEREZ, Recherches sur la bactériologie de l'ozène (*Ann. de l'Institut Pasteur*, n° 12, 1889).

2. RUDOLF ABEL, Die Ætiologie der Ozaena (*Zeits. f. Hygiene und Infektionskrankheiten*, Band XXI, 1896).

3. CARL FRICKE, *Ibid.*, Band XXIII, p. 440.

donc une sorte d'auto-infection. Car, ainsi que tout le monde
le sait, le larynx est souvent pris dans l'ozène, ce qui est
dû, sans doute, à l'aspiration du bacille. Le processus se
propage aussi vers le haut. Témoin cette observation de
Maklakoff Jr.[1]. Il isola d'un pus palpébral un bacille sem-
blable à celui de l'ozène, qui fut trouvé dans la muqueuse
nasale.

Le bacille de l'ozène peut être trouvé dans différents
endroits, sans nécessiter une affection spécifique nécessaire-
ment existante. On le trouve dans le nez, sans pourtant cons-
tater ni croûtes ni atrophie. Et l'on peut dire, avec Martin
Hendelsohn[2], que là où l'on trouve le bacille d'Abel, l'ozène
se déclarera tôt ou tard. Ce qui représente une forme latente,
comme pour la tuberculose. Ce qui existe pour le bacille de
Koch, continue Hendelsohn, et a été prouvé par de nombreuses observations cliniques, ne l'est pas encore pour le
coccus de l'ozène. J'arrive maintenant à ma théorie.

B. Fraenkel fut le premier qui essaya de prouver la rela-
tion entre l'ozène et le catarrhe atrophique grâce à la dessiccation des liquides sécrétés. En plus, il y avait la décom-
position spécifique de ces derniers. C'est exactement mon
explication actuelle.

Si nous considérons le premier des facteurs, le catarrhe
atrophique, nous devons nous demander pourquoi l'atrophie
apparaît dans le nez, et comment elle y est amenée. Nous
devons répondre à cette question, si nous voulons obtenir un
aperçu lumineux de la nature essentielle de l'ozène. D'où
vient l'atrophie des fosses nasales tout entières, os, muqueuse, etc.? En premier lieu, et au-dessus de tout, nous
devons citer l'influence de la température artificielle que
nous créons autour de nous, et spécialement l'air chaud et

---

1. A. A. MAKLAKOFF JR., Zur Bakteriologie der chron. eitrigen Ent-
zündung der Glandulae Maibomii des Lides (*Archiv f. Augenheilkunde*,
Band XLIII, Heft 1).

2. MARTIN HENDELSOHN, Ueber Ozaena, etc. (*Monats. f. Ohrenheilk.*,
p. 330, 1897).

sec que nous inhalons une grande partie de l'année. C'est le
premier pas vers l'atrophie. J'ai expliqué déjà ailleurs que je
fais ici allusion à l'atmosphère artificielle de nos demeures,
et non à l'air extérieur. L'homme moderne ne vit pas en
plein air, mais dans des chambres closes. Vous-mêmes,
Messieurs, ne vivez-vous pas vingt-trois heures par jour dans
vos chambres? Les mêmes résultats délétères seront observés
à la mer ou dans les climats secs de l'intérieur du pays, si
l'on y retrouve les mêmes conditions d'un air intérieur
mauvais. Il y a déjà vingt-six ans que Krieger[1] a démontré la
prédisposition à la maladie déterminée par la puissance dessiccante d'un air chaud et sec. Cet excellent livre a malheureusement fait peu d'adeptes. Aussi n'en est-il pas résulté
de résultats pratiques. Moi-même, je n'en ai eu connaissance
qu'il y a peu de mois. Mais j'avais, de mon côté, et parallè-
lement à Krieger sans le savoir, j'avais fait des recherches
sur le déficit d'humidité qui existe dans nos appartements.
J'avais attiré l'attention sur les grosses erreurs faites en
pareille matière, il y a quelque dix ans. Si, par cette nouvelle croisade, je réussis à voir introduire quelques amé-
liorations pratiques, je me sentirai largement récompensé.
Peut-être ne peut-on pas faire ailleurs des recherches aussi
considérables qu'aux États-Unis et en particulier à New-
York? Chez nous, en effet, les maisons, en hiver, sont
chauffées par des calorifères à air chaud, ou un chauffage
équivalent. Je dois vous renvoyer à mon premier travail.
Mais aujourd'hui je veux répéter qu'avec notre système de
chauffage central, l'air est généralement chauffé dans une
chambre et privé de presque toute son humidité. De là, il
est versé dans nos chambres, où il absorbe à son tour le peu
d'humidité qu'elles contiennent. D'où nous absorbons un
air incomplètement humide. J'ai déjà démontré que l'air de
nos appartements contient souvent moins de 20 o/o d'humi-

---

1. *Aetiologische Studien* (Ueber die Disposition zur Catarrh, Croup under
Diphteritis der Luftwege), Strasbourg.

dité. Je mentionnerai seulement aujourd'hui les expériences faites au sanatorium de Bedford. Ce sanatorium, construit dans un faubourg de New-York, à quelques centaines de pieds au-dessus du village du même nom, renferme toutes les conditions de l'hygiène moderne. Il possède des chambres larges, élevées, avec de nombreuses et larges fenêtres, une excellente ventilation, etc. Malheureusement, le chauffage est central. Le pourcentage hygrométrique y est bien au-dessous de la normale. La température extérieure n'a été prise qu'une fois par jour.

Les tableaux ci-contre montrent le déficit.

JANVIER	Température extérieure	CHAMBRE N° 1		CHAMBRE N° 2		HEURES
		Température intérieure	Humidité relative	Température intérieure	Humidité relative	
4	41° F.	62° F.[1]	38 o/o	52° F.	45 o/o	8ʰ m.
		54	42	56	38	1ʰ s.
		60	37	55	41	8ʰ s.
5	41° F.	62° F.	41 o/o	48° F.	40 o/o	8ʰ m.
		60	35	52	38	1ʰ s.
		70	28	59	35	8ʰ s.
6	35° F.	66° F.	36 o/o	57° F.	50 o/o	8ʰ m.
		69	35	52	48	1ʰ s.
		65	32	60	30	8ʰ s.
8	30° F.	68° F.	38 o/o	56° F.	47 o/o	8ʰ m.
		67	22	55	23	1ʰ s.
		66	26	56	22	8ʰ s.
9	21° F.	60° F.	22 o/o	43° F.	24 o/o	8ʰ m.
		62	23	55	21	1ʰ s.
		65	26	56	20	8ʰ s.
10	24° F.	67° F.	21 o/o	46° F.	22 o/o	8ʰ m.
		66	22	56	20	1ʰ s.
		68	25	55	20	8ʰ s.
11	40° F.	68° F.	22 o/o	45° F.	35 o/o	8ʰ m.
		65	25	43	34	1ʰ s.
		72	34	62	41	8ʰ s.

1. Pour changer le Farenheit en centigrade, il suffit de 62° retrancher 32°, et muliplier le chiffre restant 30 par 5/9, ce qui fait 16° 7.

JANVIER	Température extérieure	CHAMBRE N° 1		CHAMBRE n° 2		HEURES
		Température intérieure	Humidité relative	Température intérieure	Humidité relative	
12	42° F.	68° F.	22 0/0	47° F.	25 0/0	8ʰ m.
		60	24	43	28	1ʰ s.
		62	23	54	25	8ʰ s.
13	20° F.	58° F.	24 0/0	51° F.	23 0/0	8ʰ m.
		63	25	62	21	1ʰ s.
		64	25	48	22	8ʰ s.
14	23° F.	64° F.	25 0/0	48° F.	22 0/0	8ʰ m.
		65	24	56	23	1ʰ s.
		68	24	60	20	8ʰ s.
15	35° F.	66° F.	26 0/0	50° F.	25 0/0	8ʰ m.
		67	26	52	28	1ʰ s.
		64	29	58	31	8ʰ s.
16	40° F.	66° F.	30 0/0	53° F.	35 0/0	8ʰ m.
		72	28	62	30	8ʰ s.
17	35° F.	57° F.	38 0/0	53° F.	34 0/0	8ʰ m.
		64	35	58	41	8ʰ s.
18	25° F.	55° F.	28 0/0	48° F.	26 0/0	8ʰ m.
		65	22	59	24	8ʰ s.
19	20° F.	62° F.	22 0/0	35° F.	26 0/0	8ʰ m.
		63	23	58	41	8ʰ s.
20	34° F.	62° F.	25 0/0	38° F.	25 0/0	8ʰ m.
		66	30	50	24	8ʰ s.
21	34° F.	62° F.	64 0/0	57° F.	70 0/0	8ʰ m.
		60	59	55	66	1ʰ s.
		75	30	58	29	8ʰ s.
22	47° F.	58° F.	38 0/0	50° F.	43 0/0	8ʰ m.
		55	39	57	33	8ʰ s.

Depuis peu de temps, nous avons, dans le susdit sanatorium, une tente dans laquelle les malades se trouvent très bien, même par les hivers les plus rigoureux. J'ai fait prendre le degré hygrométrique sous la tente et dans une des chambres.

Voici les résultats dans le tableau suivant :

FÉVRIER	HEURES	TEMPÉRATURE		HUMIDITÉ RELATIVE	
		CHAMBRE	TENTE	CHAMBRE	TENTE
1	4ʰ s.	60° F.	36° F.	40 o/o	96 o/o
2	8ʰ m.	66° F.	35° F.	38 o/o	93 o/o
	midi	66	38	39	92
	4ʰ s.	68	40	39	90
3	8ʰ m.	68° F.	36° F.	32 o/o	75 o/o
	midi	68	50	32	45
	4ʰ s.	67	47	32	45
4	8ʰ m.	65° F.	38° F.	37 o/o	95 o/o
	midi	66	40	43	95
	4ʰ s.	66	40	40	95
5	8ʰ m.	66° F.	28° F.	35 o/o	53 o/o
	midi	57	30	31	43
	4ʰ s.	58	30	32	45
6	8ʰ m.	64° F.	30° F.	29 o/o	59 o/o
	midi	57	30	30	40
	4ʰ s.	63	35	29	44
7	8ʰ m.	70° F.	30° F.	35 o/o	60 o/o
	midi	66	34	25	45
	4ʰ s.	64	36	23	39
8	8ʰ m.	66° F.	30° F.	36 o/o	70 o/o
	midi	64	35	40	96

La moyenne est d'environ 30 o/o. La différence était plus grande les jours de pluie ou de grand froid, quand les fenêtres restaient presque tout le temps fermées. Elle était moindre les jours de beau temps. Quand la pénurie de charbon empêchait de chauffer, la différence était réduite à son minimum. Tels sont les faits dans un sanatorium moderne. Combien pires sont les conditions dans nos appartements et surtout dans les chambres des pauvres.

Il est clair que si nous inhalons un air qui ne contient que 30 ou 20 o/o d'humidité relative, et même moins, au lieu de 60 ou 70 o/o, ce même air absorbera vite l'humidité de nos propres organes respiratoires. Les voies respiratoires supérieures en ressentiront le premier effet. La surface de la membrane muqueuse se desséchera rapidement. Au début, ce sont les sécrétions des glandes muqueuses, et puis les cellules elles-mêmes qui en subissent les conséquences. « Les délicates cellules de la membrane muqueuse, dit Krieger, qui recouvrent les organes respiratoires ne peuvent pas rester insensibles à l'action dessiccante de l'air, pas plus que les cellules plus résistantes de l'épiderme qui sont capables d'absorber de l'eau ou d'en céder. L'examen microscopique nous apprend combien rapidement la dessiccation tue les mouvements amiboïdes des cellules. » C'est ce qui arrive dans le nez et dans la gorge. Les sécrétions se dessèchent; les mouvements amiboïdes des épithéliums s'arrêtent et les masses solides, ordinairement rejetées par eux, stagnent dans ces parties du tube aérien.

D'où rhinite sèche, avec ou sans croûtes, ainsi que je pourrais le démontrer sur chacun de vous dans certaines conditions. De telles conditions se rencontrent surtout en hiver, sans qu'il en résulte forcément de l'atrophie. En été, une pareille membrane muqueuse peut revenir à l'état normal. Dans les cas soumis à une influence fréquente, prolongée et puissante d'un air trop chaud et sec, les parties atteintes s'atrophieront graduellement.

D'autres auteurs, et parmi eux Cholewa, donnent une autre explication. D'après Cholewa, les glandes muqueuses produiraient une sécrétion autre que la normale, si ces glandes, comme c'est le cas ici, sont entourées par un courant sanguin à moitié stagnant et surtout veineux. Il en est de même pour les lymphatiques. L'écoulement de la lymphe dans les canaux lymphatiques est gêné, sinon complètement arrêté par la formation d'un épithélium plat.

Cela est vrai, mais quelle est la cause de la formation de cet épithélium? C'est le manque d'humidité dans l'air respirable. Grâce à cela, les couches superficielles de la membrane muqueuse se dessèchent et il en résulte la formation d'un épithélium pavimenteux. Une fois celui-ci présent, les sécrétions glandulaires stagnent davantage encore. Tout le reste est secondaire et consécutif à la stagnation des sécrétions, c'est-à-dire la surproduction des corpuscules cellulaires, l'élargissement des ouvertures folliculaires.

M. Schmidt accuse l'air sec et poussiéreux de la formation des croûtes. Il croit, en outre, à l'addition d'un élément inconnu, qu'il compare au siccatif que les peintres mélangent à leur couleur. Cet élément prédominerait surtout dans l'air poussiéreux d'un printemps sec. Il y a longtemps que j'ai démontré le peu d'importance que joue la poussière en pareille matière. Peut-être n'en a-t-elle pas du tout. Quant à moi, je ne comprends guère le rôle d'un « siccatif » spécial. L'air desséché de nos appartements est assez siccatif par lui-même, sans qu'il soit nécessaire d'en chercher un autre. Ce siccatif une fois admis, nous serons capables d'expliquer bien des phénomènes, dont l'explication soulèverait maintes difficultés autrement.

Depuis longtemps, j'ai démontré comment le catarrhe rétro-nasal[1] découle des conditions ci-dessus. Je crois, en outre, que le naso-pharynx est toujours affecté primitivement, principalement parce que c'est là que le courant d'air éprouve un mouvement giratoire et absorbe plus d'humidité de la membrane muqueuse que dans les autres parties du tube aérien. Si le naso-pharynx est pris, le nez sera à son tour affecté, ou le pharynx, en cas de respiration buccale. Dans le premier cas, nous avons la rhinite sèche, dans le second la pharyngite sèche, avec finalement l'atrophie. Toutes les parties du nez ne sont pas malades à la fois et en même temps. Je ne sais pas pourquoi Siebemann et Ribary croient avoir trouvé une nouvelle affection, la rhinite sèche antérieure. Ribary[2]

1. W. FREUDENTHAL, Some points regarding the etiology of post-nasal catarrh (*Journ. of the Amer. med. Assoc.*, 9 nov. 1895).
2. Klinisch-anatomische Beiträge zur Rhinitis sicca anterior (*Archiv f. Laryngol.*, Band IV, p. 301).

trouve, en outre, le changement de l'épithélium cilié de la
cloison cartilagineuse en épithélium plat et conclut, depuis
que cette constatation a été faite aussi dans la rhinite sèche
antérieure, qu'elle pourrait être classée dans la rhinite atrophique limitée au septum, d'autant plus que là aussi apparaît
l'atrophie dans les progrès de la maladie. Je ne crois pas à
une maladie spéciale. C'est plutôt le début ou l'un des débuts
de la rhinite atrophique.

Le septum est le lieu d'élection des hémorragies. Bien des
auteurs prétendent que cela est dû à l'épaisseur de la muqueuse à cet endroit, à son adhérence intime avec le cartilage,
qui empêcherait la contraction des vaisseaux une fois rompus.
On invoque, en outre, l'abondance des vaisseaux sanguins
dans le septum, etc. Et pourtant la muqueuse du septum
n'est pas plus vasculaire que celle des cornets. Elle n'est pas
plus épaisse que la muqueuse du reste du nez. Donc elle n'est
pas plus tendue. Ribary pense qu'elle est plus exposée aux
traumatismes, spécialement quand il existe des croûtes.

Il ajoute que « Siebemann a été le premier qui ait attribué
au catarrhe sec (qu'il appelle rhinite sèche antérieure) la ge-
nèse de l'ulcère simple de la cloison ».

Je tiens cette dernière opinion pour très importante. C'est
le catarrhe sec, antérieur ou postérieur, qui rend la muqueuse
fragile. La moindre cause déterminera l'hémorragie. Dans la
rhinite atrophique, l'épistaxis est très fréquente en hiver. Le
septum cartilagineux étant mobile, le moindre mouvement de
la cloison à droite ou à gauche, en se mouchant, produit une
effraction de la fragile muqueuse, partant une hémorragie.
Si, en outre, le malade porte ses doigts dans le nez, nous
voyons s'établir un ulcère perforant, comme je l'ai décrit il y
a quelque douze ans[1].

Cholewa et Cordes prétendent que les os sont d'abord atro-
phiés. C'est une théorie qui, après des recherches si complètes

[1]. W. FREUDENTHAL, Ueber das Ulcus septi nasi perforans (New-York
med. Monats., mai 1891).

de leur part, semblerait réunir tous les suffrages. Pour mon compte, les influences physiques agissent de dehors en dedans. C'est donc la muqueuse qui est atteinte la première. Je pense que la muqueuse se régénère en partie sous l'influence du changement des conditions atmosphériques. Il n'en est pas de même pour les os. Je suis arrivé à cette conclusion après avoir vu des nez dont la muqueuse présentait les signes de la rhinite atrophique en hiver. Un traitement approprié rendait ces nez méconnaissables en été et même en hiver. On aurait dit que les corps caverneux réapparaissaient soudainement à nouveau. Bien entendu, si l'atrophie était complète, il n'y avait pas de changement possible. Mais c'est l'exception.

Le tube aérien est-il seul à souffrir des propriétés dessiccantes de l'air? Y a-t-il d'autres organes qui puissent subir la même influence?

De quelle façon l'air artificiel, qui existe dans nos maisons, spécialement la sécheresse, influence notre organisme?

Commençons par le haut et parlons tout d'abord de la calvitie précoce, hélas! si fréquente.

Je laisserai de côté, bien entendu, le favus, l'herpès tonsurant, la variole, l'acné, le lichen ruber, etc. De même pour les calvities que l'on observe si fréquemment dans les infections générales, fièvre typhoïde, scarlatine, syphilis, fièvre puerpérale, etc. Je ne veux parler que de la calvitie idiopathique.

Permettez-moi d'attirer votre attention sur un article de Seeger[1], de Vienne.

D'après lui, le chapeau des hommes, chez qui la calvitie est si fréquente, n'est pas aussi hygiénique que la coiffure des femmes, chez qui elle est plus rare. Le premier est lourd, dur, très ajusté, ne permettant à l'air ni à la lumière de passer à travers. De plus, si le porteur d'un tel

---

1. LUDWIG SEEGER, Studie ueber vorzeltige Kahlheit (*Wiener Klin.*, décembre 1902).

chapeau transpire, la sueur, ne pouvant pas s'évaporer ainsi que les produits qui s'accumulent sur la tête, donne naissance à des troubles nutritifs. Tous ces facteurs conduisent finalement à l'atrophie.

Bien que basées sur des observations triées sur le volet, ces conclusions ne me paraissent pas également établies. Si la coiffure produisait réellement l'atrophie par pression, cette atrophie ne devrait s'observer qu'aux points comprimés. On aurait ainsi une ligne commençant un peu au-dessus des tempes, s'étendant autour de la tête (en arrière au-dessous de la protubérance occipitale) et venant se terminer sur le front. Ce qui n'est nullement en rapport avec notre expérience. Car la calvitie débute toujours à une place invariable, située à l'intérieur du chapeau et jamais exposée à la compression. Nous devons donc chercher ailleurs. Je pense que nous n'aurons pas tout à fait tort si nous accusons la sécheresse de notre air artificiel.

Les cheveux nous ont été donnés par la nature pour deux raisons : 1° Ils sont mauvais conducteurs de la chaleur; ils protègent donc la tête et le cou contre le froid intense aussi bien que contre les rayons ardents du soleil; 2° ils ont des qualités hygroscopiques. Les cheveux sont aussi nécessaires à notre organisme que les forêts le sont à la nature. Les forêts conservent l'équilibre de la chaleur et de l'humidité dans la nature, fournissent d'eau les rivières et les ruisseaux, et protègent contre les rayons brûlants du soleil. La disparition des forêts, pratiquée en bien des pays d'une façon si stupide, a déjà amené dans ces contrées le changement des climats, la pénurie d'eau, etc.

Il en est de même de la chevelure pour l'homme. Nous savons que nos cheveux possèdent à un grand degré des qualités hygroscopiques énergiques. C'est là-dessus qu'est basé l'hygromètre à cheveu. Cette qualité est supprimée et même détruite systématiquement par nous. Les cheveux sont coupés courts dès notre jeunesse. On les peigne d'une

certaine façon. On les couvre de pommade, d'huile, etc.
Quand les enfants vont à l'école, ils sont forcés, le soir,
durant des heures entières, de s'asseoir sous des becs de gaz
ou des lampes électriques qui dessèchent tout, surtout les
objets qui sont le plus rapprochés d'eux. C'est pour moi le
facteur le plus important de la calvitie. La chaleur qui est
au-dessus de nos têtes est souvent considérable. Les cheveux
deviennent secs et peuvent rester ainsi pendant des années.
A force de rester ainsi exposés aux rayons directs du gaz ou
de l'électricité, comme le sont la plupart des intellectuels qui
travaillent la nuit, que va-t-il arriver? Comme dans d'autres
parties du corps, il en résultera l'atrophie des papilles,
des follicules et la destruction des extrémités nerveuses péri-
phériques. Il existe là le même processus que l'on observe
dans les muqueuses. Afin de compenser le défaut absolu
d'humidité, des sécrétions sébacées sont anormalement pro-
duites. La séborrhée qui ne résulte, n'est, en somme, que le
premier pas vers la calvitie[1]. Quand cette séborrhée se sera
établie depuis un certain temps, les masses desséchées de
matière sébacée, les squames épidermiques se détacheront;
la transformation des cellules diminuera. Une calvitie persis-
tante s'établira souvent sur le sommet de la tête[2].

Il n'y a pas besoin d'être un intellectuel pour devenir
chauve. Tout métier qui force un homme à rester longtemps
exposé à un foyer lumineux artificiel produira le même
résultat. Il existe aujourd'hui de nombreuses professions qui
forcent à travailler à la lumière artificielle, même durant le
jour. Que de teneurs de livres qui passent leur hiver tout
entier à écrire toute la journée sous des becs de gaz ou des
lampes électriques! Examinez ces gens et vous serez surpris
de la quantité de chauves que vous trouverez.

1. Voir l'article de MAX JOSE II sur Alopecia in Lesser's Encyklopaedie
der Haut- und Geschlechtskrankheiten. Leipzig, 1900).
2. ISIDOR NEUMANN, Lehrbuch der Hautkrankheiten, 5 Auflage, p. 428.
Vienne, 1880.

Les femmes qui sont exposées aux mêmes travaux finissent par supporter les mêmes conséquences. Mais ces conséquences ne seront pas aussi graves que chez l'homme pour deux raisons : 1° la femme se coiffe plus légèrement, les cheveux restent plus humides et résistent davantage à la sécheresse; 2° dehors, ils s'humidifient davantage, puisqu'ils ne sont pas collés ensemble. Chez nous, les parties exposées à la lumière artificielle sont recouvertes dehors par notre chapeau si ajusté. Ce sont justement ces endroits qui sont le plus affectés. Que sont ces masses blanches pelli...u-laires qui tombent si vite en nous peignant? Que sont ces masses sébacées desséchées, ces débris épidermiques, sinon des formations analogues aux croûtes du nez et du pharynx? Là, comme ailleurs, le processus est le même. Au début hypersécrétion, puis sécheresse et enfin atrophie.

Du cérumen. — Je n'aurai en vue ici que l'accumulation idiopathique, si je puis parler ainsi, du cérumen. Le cérumen est sécrété continuellement. D'après Buck [1], au fur et à mesure de sa production, il est éliminé par l'action des courbes épidermiques externes qui tapissent le méat. Cet épithélium a la propriété de se renouveler de dedans en dehors et emporte avec lui le cérumen en dehors du méat. Si le contenu fluide s'évapore rapidement, le cérumen s'épaissit. Il ne peut plus s'éliminer sous l'influence de l'épithélium. Il se forme un noyau, des masses solides s'accumulent autour et bientôt il en résulte un bouchon cérumineux.

Dire que ce processus est le fait de l'hypersécrétion est inexact. Comme dans les cas cités plus haut, il y a évaporation rapide. Il en est de l'oreille comme du nez, de la gorge, des cheveux. Elle se ressent de la sécheresse de nos chambres. Au début, la nature pourvoira aux demandes accrues d'humidité. Les glandes produiront davantage. Tout d'abord, il y aura hyperémie et hypersécrétion. Mais bientôt l'activité

1. *Manual of diseases of the ear*, New-York.

glandulaire s'épuisera. Les glandes se ratatineront et s'atrophieront, comme dans le nez et le pharynx.

Buck savait déjà que l'hypersécrétion seule ne suffisait pas. Il avait déjà remarqué la marche parallèle des catarrhes nasal et pharyngé et des bouchons de cérumen. Mais il croyait à un phénomène réflexe. Pomeray et d'autres avaient aussi vu la coïncidence, mais ne l'expliquaient pas.

On pourrait m'objecter que l'on trouve souvent des bouchons qui ne sont pas durs et secs, mais plutôt mous et liquescents; qu'on les rencontre fréquemment en été. Le lavage du visage dans le premier cas, les bains dans le second amènent l'introduction de l'eau dans l'oreille. Quand on se baigne, une grande quantité d'eau entre dans les oreilles et le cérumen s'amollit.

Il ne faut pas confondre les bouchons de cérumen avec les bouchons épidermiques. Depuis plusieurs années j'ai observé, dans ma clientèle privée, que ces masses étaient plus fréquentes en hiver qu'en été, qu'il y ait catarrhe rétro-nasal ou autre. C'est que, dans cette saison, les conditions atmosphériques favorisent cette dessiccation. En été, les malades se plaignent moins. Même s'ils ne prennent pas de bains de mer, la différence entre l'influence de l'été et de l'hiver dans ces conditions est très marquée.

Les bouchons de cérumen s'observent surtout chez les hommes. Bürkner, à Göttingen, sur 818 cas, trouve 630 hommes ou 77 o/o et 188 femmes ou 23 o/o. A notre avis, les femmes doivent cette minorité à la protection de leurs cheveux. J'en reviens toujours à ma comparaison de la destruction des forêts et à ses effets pernicieux.

En mars 1902, j'ai examiné les habitants du sanatorium de Bedford pour tuberculeux. Il y avait 67 hommes et 41 femmes, soit 108 présents. J'ai trouvé des bouchons de cérumen sur 28 hommes et chez 12 femmes soit, sur 108,

---

1. *Lehrbuch der Ohrenheilkunde*, p. 89. Stuttgart, 1892.

40 cas (21 p. 1/2). En novembre 1902, je répétais le même examen. Il y avait 122 malades (84 hommes et 38 femmes). Je n'observai que 32 fois du cérumen (27 hommes et 5 femmes) ou 1 cas sur 4. Ce résultat n'est-il pas l'effet naturel de l'air hivernal artificiellement chauffé dans nos appartements? Je dois remarquer qu'en mars 1902, le sanatorium n'ayant été ouvert qu'un temps très court, les malades n'avaient pu tirer tout le bénéfice d'une cure d'air.

XERASIA

Il ne reste aucun doute dans mon esprit que tous ces phénomènes doivent être rapportés à une même cause, que je désignerai sous le nom commun de *xerasia*. J'ai choisi ce nom (de ἡ ξηρασία ou ξήραυσις, dessiccation) grâce au Dr Rose, un excellent helléniste, qui m'a proposé le terme. Je ne prendrai pas xerosis, qui pourrait prêter à confusion, attendu qu'il est employé en ophtalmologie. La Xerasia ainsi que le Xeroderma simplex n'appartiennent-ils pas au même groupe morbide? C'est une question que je ne veux pas soulever en ce moment.

Mais d'où vient l'augmentation de la sécrétion? Comment concilier l'atrophie de la muqueuse avec cette orrhée, comme le proclament les partisans de la théorie sinusienne? Il est impossible de comprendre qu'une muqueuse dont les organes de sécrétion sont presque tous détruits puisse sécréter davantage. Il semble que cela doit être une grande objection à une complication nasale primitive. Mais la contradiction n'est qu'apparente. En réalité, la muqueuse ne sécrète pas davantage, mais les conditions accessoires ont changé. La sécrétion se fait comme toujours dans la muqueuse. Mais comme les glandes qui la renferment sont, en grande partie, disparues, où peut-elle aller? Elle ne peut s'évaporer, puisque des masses desséchées (croûtes, etc.) l'en empêchent. Elle reste à la même place et, les conditions aidant, se décompose

avec la plus grande facilité De même dans le catarrhe rétro-
nasal. Là aussi, la sécrétion semble accrue. Mais, en fait,
c'est tout le contraire.

Revenons à la calvitie. Prenons un homme supérieurement
chauve. Si cet homme est exposé à la sécheresse, nous
remarquerons que la sueur existe surtout là où il y a le
moins de cheveux. Il transpire là d'abord. La sueur y est plus
visible que dans les endroits couverts de cheveux. C'est là que
manquent les follicules et les papilles. C'est donc une pseudo-
hypersécrétion. Les raisons sont les mêmes que tout à l'heure,
Le métabolisme est le même dans les endroits chauves ou che-
velus. Toutes choses égales, d'ailleurs, la sécrétion s'y produit
également. Sur la peau normale et la muqueuse normale
aussi elle est retenue. Dans les parties détruites, elle coule
librement.

Je veux rappeler ici les nombreuses productions de croûtes
dans les affections du nez. Il y a des cas où la destruction est
si parfaite que nous pouvons voir dans les sinus maxillaires.
Là encore il y a une sécrétion considérable. Il ne s'agit pas ici
de suppuration sinusienne. C'est probablement une confirmation de plus du fait que, là où le pouvoir sécrétant de la
muqueuse est en partie ou totalement détruit, il y a formation de croûtes.

Les sécrétions aussi bien que le métabolisme général sont
plus grands chez les jeunes que chez les vieux. Ce qui
explique peut-être que chez les gens d'un certain âge, de
quarante-cinq ans en particulier, les sécrétions nasales cessent
et avec elles l'ozène disparaît. Si nous sommes convaincus
qu'il n'y a pas d'hypersécrétion, il est absolument inutile
d'admettre, comme beaucoup font, qu'une muqueuse ozénateuse produit une sécrétion incomplète « qui manque de
cette substance chimique qui donne au mucus nasal ses
propriétés bactéricides ». La sécrétion se fait comme d'habi-
tude et s'évapore si rapidement que les éléments solides ne
peuvent être rejetés, mais adhèrent à la muqueuse. De nou-

velles quantités de sécrétion se produisent, qui, sous la pression des croûtes, peuvent saigner. Ces sécrétions stagnantes se décomposent et sentent. D'où la punaisie aussi bien dans le nez que dans le rétro-pharynx. Pareil fait se reproduit dans l'estomac, l'utérus, partout où le pus se décompose. Mais pour donner à l'ozène son odeur spéciale, il faut un bacille, le bacille d'Abel. Dans bien des cas, j'ai trouvé invariablement le bacille encapsulé. Je ne l'ai pas toujours trouvé dans les maladies du sinus. Dans certaines observations, il s'y trouvait en telle quantité qu'on aurait pu croire à une culture pure, et non à une sécrétion provenant du nez. Le Dr Schwartz, de New-York, qui a bien voulu faire quelques examens pour moi, a confirmé le fait.

Depuis qu'on a trouvé le bacille d'Abel dans des nez normaux, et même dans des coryzas hypertrophiques, sans qu'il y ait la moindre odeur, nous sommes forcé de conclure qu'il peut y avoir une condition préalable qui conduit à la réalisation du tableau de l'ozène, c'est-à-dire l'atrophie du nez intérieur.

Pourquoi la femme est-elle plus souvent atteinte? Je vais répondre par un fait à cette question.

Une fillette de trois ans fut amenée à l'hôpital pour une maladie infectieuse aiguë. Quinze jours après, otite moyenne aiguë. C'est alors que je la vis. Deux ou trois semaines après, le médecin me dit qu'elle avait une suppuration vaginale. J'examinai le pus et j'y trouvai un bacille identique à celui de l'otite. Malgré un examen répété et complet, pas de gonocoque. La vulve avait donc été infectée après l'oreille. Mais, me dis-je, pourquoi l'inverse n'aurait-il pas lieu? Une infection vaginale ne peut-elle pas être portée de la vulve au nez par les doigts? Justement, quelque temps après, j'examinai une fille de quatorze ans et une femme de trente, qui avaient du Friedländer dans les sécrétions vaginales, ce qui parlait fortement en faveur de mon hypothèse. Depuis, j'ai observé dix autres cas. Mais, malheureusement, pas de bacille d'Abel dans les sécrétions vaginales. Dorénavant, nous sommes prévenus.

Comment ce bacille se loge dans le nez et produit l'ozène? Mais de ce qu'on l'on trouve le bacille d'Abel, ce n'est pas une raison pour diagnostiquer un ozène. Pas plus que nous ne diagnostiquons la tuberculose si nous trouvons le bacille de Koch dans le nez, ou la diphtérie chaque fois que nous voyons du Löffler dans le pharynx.

Je dois avouer, en dernier lieu, que dans ces dernières années, j'ai vu quelques cas d'ozène avec des suppurations sinusiennes. Je n'hésite pas à remercier ici les auteurs qui ont défendu si énergiquement la théorie sinusienne. Malheureusement, dans ma pratique, ces cas sont exceptionnels.

CONCLUSIONS

1° L'ozène est une rhinite atrophique, influencée par les conditions atmosphériques. — Xerasia.

2° Les cornets osseux sont pris dès le début de la maladie.

3° La sécheresse de l'air retentit sur toutes les parties du corps.

a) Sur les fosses nasales : ulcère simple de la cloison; rhinite atrophique antérieure; quelques épistaxis, etc.

b) Parties voisines du nez : tête, oreilles, lèvres, dents.

c) Probablement aussi sur des organes éloignés.

4° Pour qu'il y ait ozène, il faut la présence d'un bacille analogue au pneumo-bacille de Friedländer.

5° Cette invasion bacillaire a lieu dans la jeunesse. Dans quelques cas, le bacille peut être transporté de la vulve au nez(?).

6° Les sinus, dans l'ozène, sont souvent malades secondairement.

7° En somme, l'ozène peut être considéré comme une maladie spécifique et autochtone, résultant d'une rhinite atrophique.

Bordeaux. — Impr. G. Gounouilhou, rue Guiraude, 11.

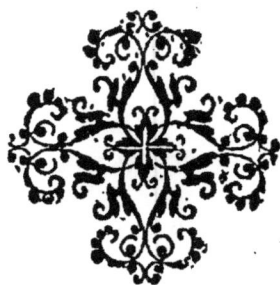

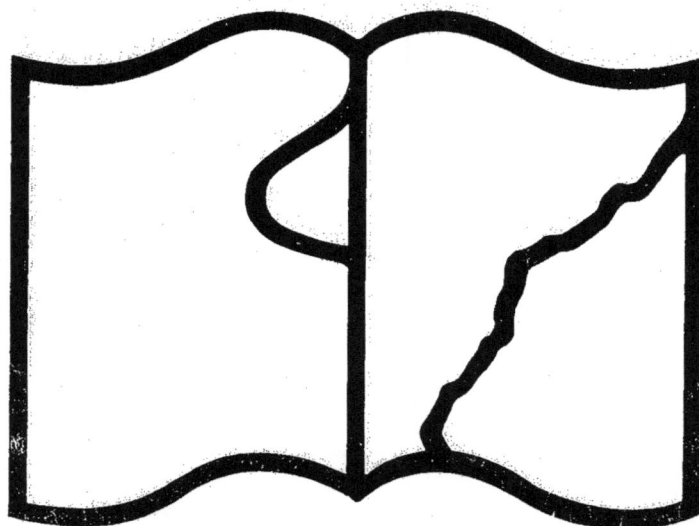

Texte détérioré — reliure défectueuse

NF Z 43-120-11

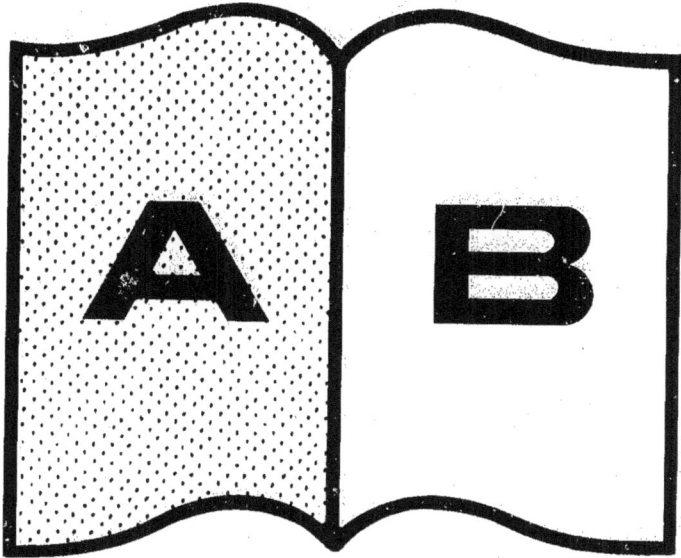

Contraste insuffisant

NF Z 43-120-14

www.ingramcontent.com/pod-product-compliance
Lightning Source LLC
Chambersburg PA
CBHW060528200326
41520CB00017B/5162